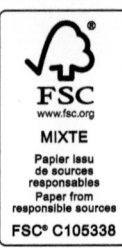

© Virginie Brébion Renard- Lulla Sauvage 2025
Édition : BoD · Books on Demand, 31 avenue Saint-Rémy, 57600 Forbach, bod@bod.fr
Impression : Libri Plureos GmbH, Friedensallee 273, 22763 Hamburg (Allemagne)
ISBN : 978-2-3225-7337-0
Dépôt légal : Mai 2025

Lulla Sauvage
Virginie Brébion Renard

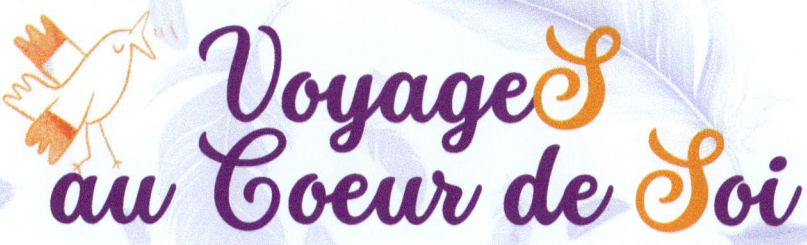
VoyageS au Coeur de Soi

Sommaire

Introduction
- Qui suis-je ? p 7
- Chronique et Préface p 8, 9
- Les clés du Voyage intérieur p 10, 11, 12, 13, 14

Avant de partir en Voyage
- Voyager dans de bonnes conditions p 15, 16, 17
- Icônes et légendes p 18

Voyages au Coeur de vous-même
- Voyage Tao p 19, 20, 21, 22, 23, 24
- Voyage Vayu p 25, 26, 27, 28, 29

Cheminer jusqu'au prochain Voyage
- Voyage Yatra p 30

Voyages au Coeur de vous-même
- Voyage Prithvi p 31, 32, 33, 34, 35

Cheminer jusqu'au prochain Voyage
- Voyage Wiptaya p 36

Sommaire

Voyages au Coeur de vous-même
Voyage Apas p 37, 38, 39, 40, 41, 42

Cheminer jusqu'au prochain Voyage
Voyage Dayeke p 43

Voyages au Coeur de vous-même
Voyage Tejas p 44, 45, 46, 47, 48

Voyages au Coeur de vous-même
Voyage Akasha p 49, 50, 51, 52
Le chant des voyelles p 53, 54, 55

Cheminer et Voyager au Coeur des étoiles
Voyage Cosmik p 56, 57, 58

Remerciements p 59, 60
Bibliographie & Références p 61, 62

Lulla Sauvage
Qui suis-je?

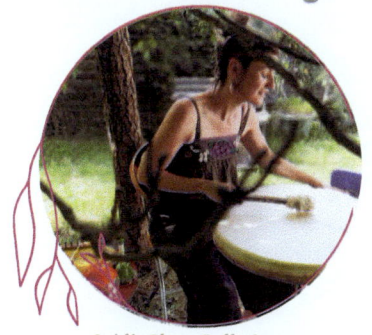

Crédit Photo Lulla Sauvage

*Virginie Brébion Renard
Artiste Chanteuse Compositrice,
Animatrice, Formatrice,
Accompagnatrice Art & Bien-être*

Je suis un Corps, une Voix, une "texture sonore", une femme, une âme voyageuse et curieuse.

Je suis Lulla Sauvage, artiste chanteuse compositrice, animatrice professionnelle tous publics et praticienne bien-être (©Musicorps, Relaxation dynamique (Sophrologie Caycédienne) et Chant du Souffle ©Wutao). Après avoir exploré les musiques Pop, Electro Rock, Dub, et Jazz-World dans différents projets musicaux durant une quinzaine d'années, ma musique et mes chants évoluent en 2019 vers une approche plus acoustique, connectée et vibratoire.

Je crée des spectacles-Voyages musicaux inspirés, notamment, de la Nature. J'accompagne les publics et forme des professionnel·les depuis une dizaine d'années au travers d'ateliers d'explorations corporelles, vocales et techniques de bien-être accessibles à tous.tes !

Mon souhait, au travers de ce guide, est de permettre à chacun.e de se sentir vivant.e et vibrant.e, de se [Re]connecter à soi et à l'autre par l'écoute, pour [R]établir le lien avec sa "Nature" profonde.

Lulla Sauvage
Chronique Musicale

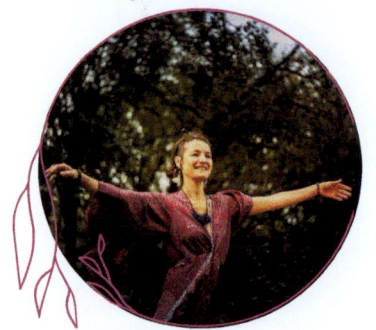

Crédit Photo Franck Potvin

Kenza Wahidi,
Collectif féminin Diaprées
Radio Campus Angers - Janvier 2025

Lulla Sauvage est une artiste qui sort des sentiers battus. Lulla Sauvage est une chanteuse-compositrice qui se distingue avant tout par une approche intuitive, unique, acoustique, vibratoire.

Avec *Voyages OrganiK*, c'est une ode au voyage, à la découverte de soi et aux mondes inconnus en soi que Lulla Sauvage nous offre.

Avec une volupté quasi enchanteresse, elle nous embarque dans un univers envoûtant aux compositions sonores éthérées, où rythmes tour à tour électrisants, tribaux ou délicats se mêlent à la puissance de sa voix, pour une immersion sensorielle de haut vol et la création d'un univers musical sensuel, cathartique, et tout simplement poétique.

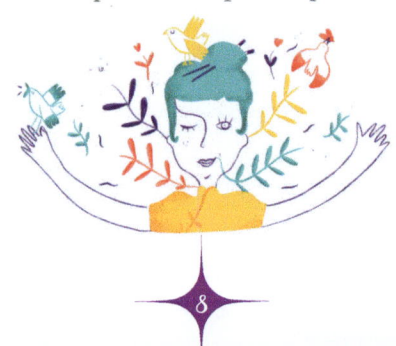

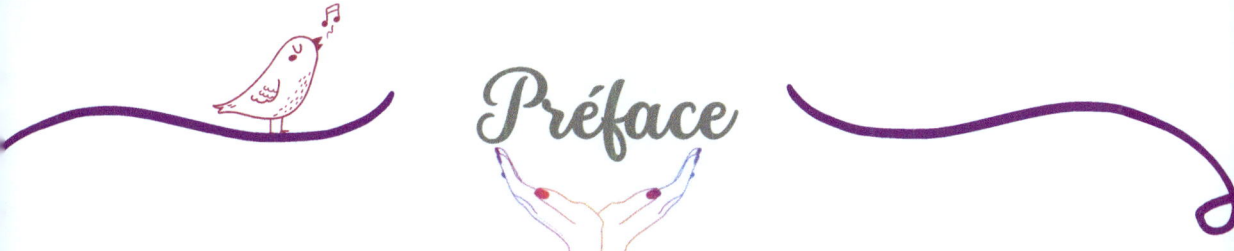

Préface

Audrey Deniaud, écrivaine biographe
Mes mots pour Mémo – Mes mots pour Mes Maux
Biographies, récits de vie libérateurs et autres histoires alternatives et lumineuses.

Pour la biographe que je suis, Lulla Sauvage apparaît comme un être à part. Une artiste engagée, décalée, connectée, envoûtante et passionnée qui met généreusement sa voix venue d'ailleurs au service de tous, avec une pointe de magie et de mystère qui la caractérise.

Tout comme son autrice, ce livre est aussi singulier qu'accessible. **Il n'est pas à lire avec la tête, mais avec le cœur. Il est à ressentir, à expérimenter avec le corps.** Les mots sont placés simplement pour nous montrer le chemin et baliser nos voyages au sein des univers sacrés que l'autrice nous fait découvrir avec douceur et simplicité.

Des voyages qui nous emmènent si loin et pourtant tout près, tout au fond de nous-mêmes, pour nous aider à retrouver nos capacités naturelles à lâcher prise et nous reconnecter à notre vibration profonde.

Avec les explorations sensorielles qu'elle nous propose tout au long du guide, Lulla Sauvage transperce les âmes et ravive parfois des mémoires ancestrales et un rapport de l'humain à la Nature presque tribal.

Grâce à toutes ces pratiques partagées sans retenue, l'autrice nous offre les clés d'une dimension intime où le souffle de vie donne à chacun l'élan de retrouver son authenticité.

Alors, êtes-vous prêt.e à embarquer vers une destination inexplorée et pourtant si familière que votre corps abrite depuis toujours ?

Bons voyages au cœur de vous-même et merci à Lulla Sauvage pour ce guide précieux et rare !

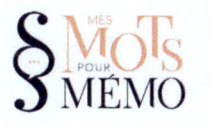 

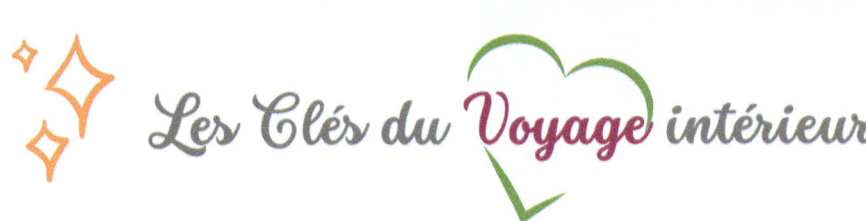

Les Clés du Voyage intérieur

Origine de ces clés

Elles sont issues de mes différentes explorations artistiques et pratiques corporelles et vocales (chant lyrique, yoga du son, chant indien, yoga, do-in, méditation, shakti dance...), de mes rencontres avec des techniques de bien-être, qui m'ont permis de traverser certaines épreuves de la vie, de mes formations (©Musicorps, Sophrologie-Relaxation dynamique, Ouvrir la Voix, Chant du Souffle...), puis des retours d'expériences de participant·es aux concerts et ateliers chant que je donne depuis plusieurs d'années.

Boîte à outils

Les clés sont des repères, des appuis pour guider votre pratique et en apprécier aussi les bienfaits. Elles vont vous permettre d'entrer dans un processus favorisant le lâcher-prise et de constituer, au fur et à mesure de vos ressentis, votre propre boîte à outils.

Accessibilité

Le guide est accessible à tous.tes les explorateur.rices en quête de sens, de joie, de connaissance de soi, d'épanouissement personnel. Il conjugue à la fois des apports théoriques, des exercices pratiques relaxants et ludiques, dont certains adaptés pour les enfants, des phrases inspirantes et des liens d'écoute vers mes créations et autres suggestions musicales pour accompagner vos V*oyages*.

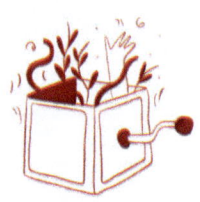

Les Clés du Voyage intérieur

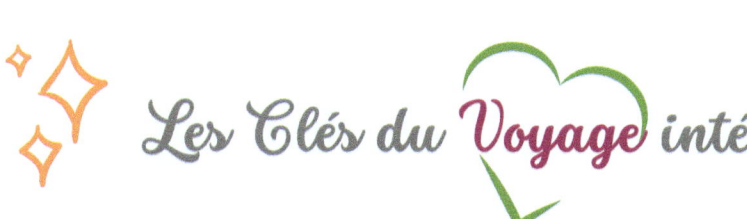

Le thème du Voyage

Ce qui m'a donné envie de concevoir ce guide autour de cette notion de *Voyage* est né des immersions et ouvertures culturelles que j'ai pu expérimenter dans d'autres pays et grâce au chant et à la musique, qui ont ce pouvoir de dépasser les frontières.

Ceci dit, au fond, ce qui m'a guidée dans mes propres explorations corporelles, vocales, mes créations musicales, et propositions de V*oyages* intérieurs est la reliance à la Nature et aux éléments.

Voyager par la musique, le corps, la voix, les sons connectés à la Nature, c'est se laisser transporter, se laisser guider par nos sens, ouvrir l'espace du Cœur et suivre le chemin de l'écoute, de notre intuition, pour laisser ressurgir ou apparaître d'authentiques facettes de soi ou paysages, connus et inconnus.

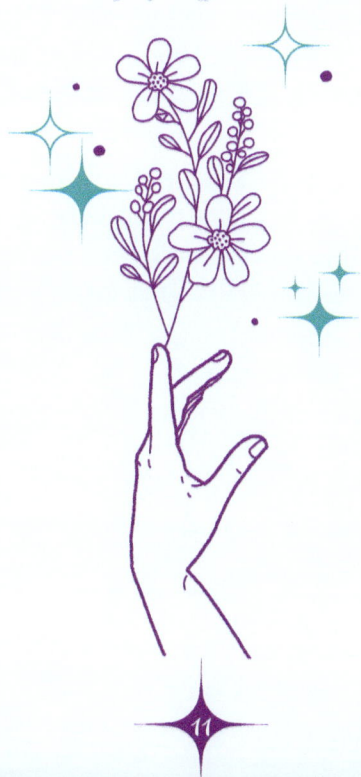

Les Clés du Voyage intérieur

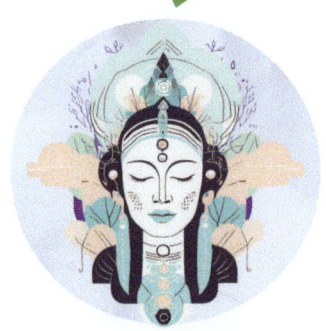

Voyager en Musique(s)

"L'antidote le plus simple que la nature nous donne face à la déprime et à la peur se trouve être la musique. Mais pas n'importe quelle musique ; une musique qui nous calme et nous apporte de la joie et du bien-être" John Stuart Reid / Pierre-Yves Bessuand

Naissance des "Voyages OrganiK"

Fermez les yeux, mettez un casque et embarquez pour un voyage musical autour des éléments, où se mêlent boucles vocales, sonores, rythmiques, Chants du Monde et de la Nature.

L'histoire de *Voyages OrganiK* n'est pas anodine pour moi. Ce projet est né en 2020 dans l'espace réduit de mon lieu de création, durant les confinements successifs. J'avais ce besoin d'expansion et l'envie profonde de me sentir reliée à la Nature, d'explorer le Vivant au travers d'une musique instinctive, vibratoire et "connectée" aux énergies des éléments. *Voyages OrganiK* est le reflet d'un voyage intérieur et d'une quête de sens.

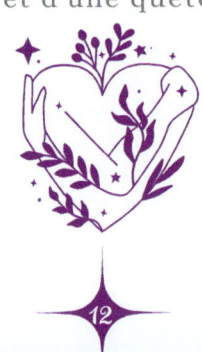

Les Clés du Voyage intérieur

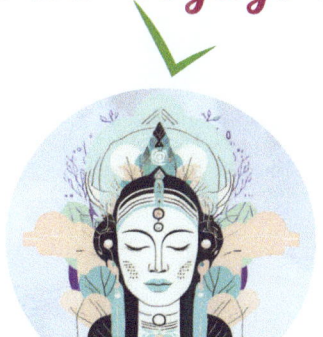

Voyager en Musique(s)

Dans cet ouvrage, vous trouverez, selon la nature des *Voyages* proposés, des liens (QR codes YouTube, accessibles aussi via la plateforme musicale Spotify) vers des "Voyages OrganiK" acoustiques, issus de mon Cd 5 titres, puis leurs remixes électro et autres "sentiers musicaux", issus de l'album créé en collaboration avec Olivier Veaux, Dj Spok.

J'espère que vous aurez plaisir à l'écouter et à ressentir ces *Voyages*, ces vibrations au plus profond de vous-même.

"La Nature est l'écrin éternel de la Vie" Kheira Chakor

Dans la continuité de cette plongée musicale au cœur de la Nature et pour illustrer aussi ma démarche, j'ai également eu l'élan de créer "IntuitiV", une série de clips dédiés à la sensibilisation à la Nature, au Vivant en nous et autour de nous.

Ces vidéos : "Nature", "Vivant" et "Apas" sont accessibles sur ma chaîne artistique You Tube Lulla Sauvage

Les Clés du Voyage intérieur

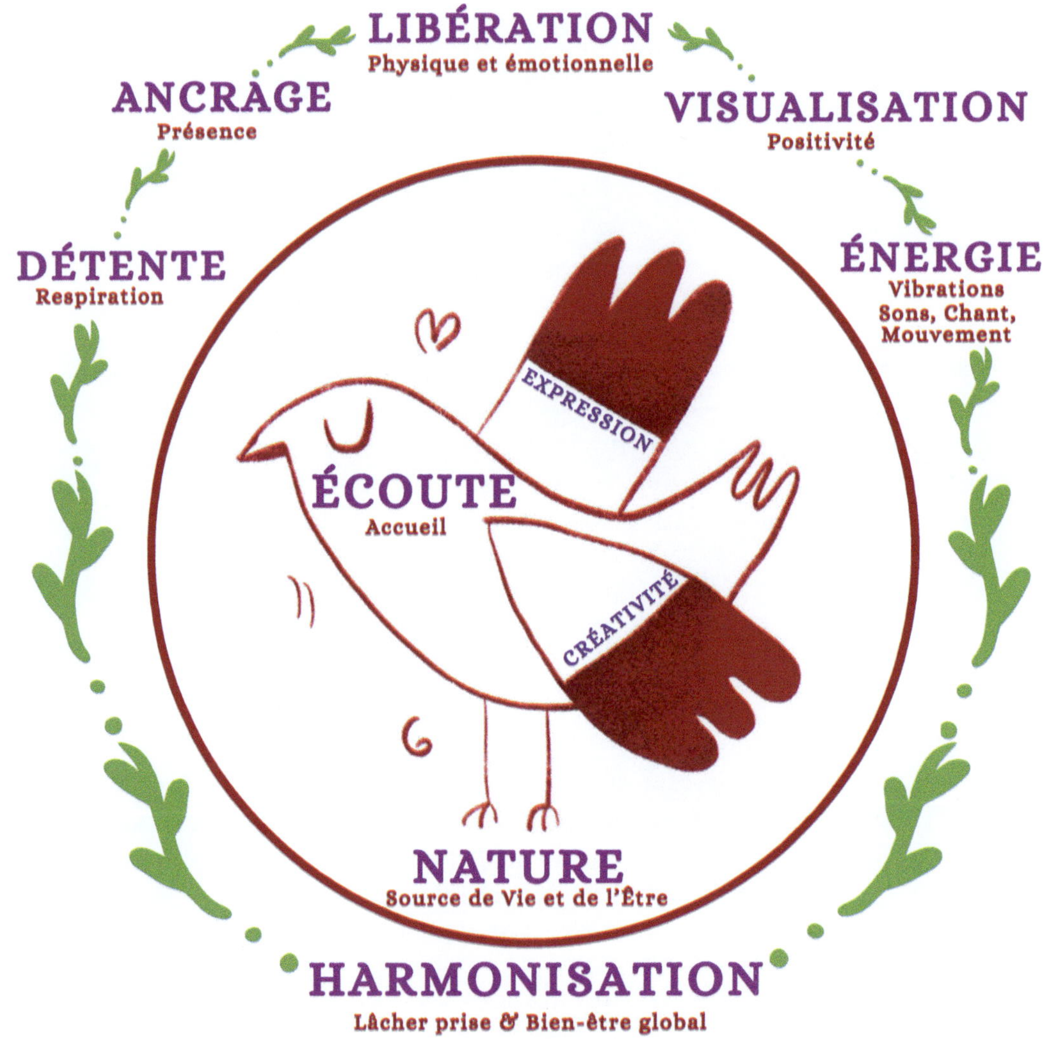

LIBÉRATION
Physique et émotionnelle

ANCRAGE
Présence

VISUALISATION
Positivité

DÉTENTE
Respiration

ÉNERGIE
Vibrations
Sons, Chant,
Mouvement

EXPRESSION

ÉCOUTE
Accueil

CRÉATIVITÉ

NATURE
Source de Vie et de l'Être

HARMONISATION
Lâcher prise & Bien-être global

"La voix, le chant ou la musique rétablissent l'harmonie entre l'âme et le corps. La respiration se met au diapason de la voix et provoque une cascade d'effets métaboliques positifs" Jacques Choque

Avant de partir en Voyage(s)...

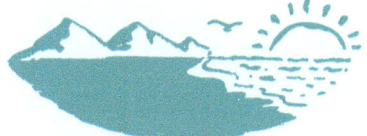

Identifier les principales sources de Stress

Le stress est une **réponse de l'organisme à tout changement dans son environnement.**
C'est un **signal d'alarme NATUREL** qui peut être déclenché par différents facteurs : changement de météo, alimentation, sommeil…et accentué par des troubles émotionnels liés à des contextes et situations de vie propres à chacun.e.
Le stress répétitif et permanent entraîne à la longue fatigue, perte d'énergie, pathologies diverses voire maladies et c'est là que nous avons la possibilité d'agir !

Comment mieux gérer votre stress ?

- Identifier vos principales sources de stress (les 3 plus importantes).
- Trouver-tester des outils, exercices pratiques qui vous conviennent et que vous pouvez mettre en place ne serait-ce que quelques minutes par jour dans votre quotidien.
- Anticiper les situations qui vous procurent du stress (visualisation positive).

Voyager dans de bonnes conditions

Préparer sa valise…

Pour partir en V*oyage(s)* dans des conditions propices à l'écoute et au bien-être, il est souhaitable, dans votre quotidien, d'aménager un espace au calme chez vous ou de trouver un lieu dans la nature où vous allez pouvoir vous ressourcer en pratiquant quelques exercices ou tout simplement en prenant quelques minutes pour vous poser, fermer les yeux, respirer …

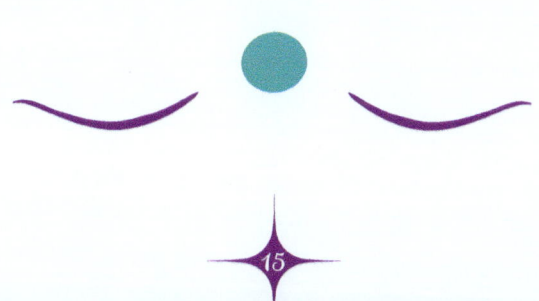

Avant de partir en Voyage(s)...

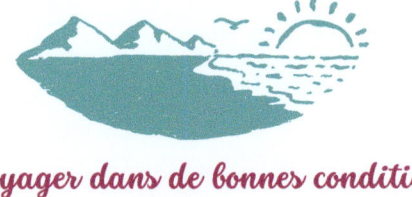

Voyager dans de bonnes conditions
Suite...

Se créer un cocon, une bulle de bien-être

Si vous en avez la possibilité et l'envie, vous pouvez aussi agrémenter votre espace avec des objets pouvant aider à installer une ambiance propice à vos *Voyages* (lumière tamisée, parfum d'intérieur, casque audio, tapis de yoga, coussins, plaid...). Vous pouvez également emporter avec vous, lors de vos déplacements à l'extérieur, un petit kit qui va favoriser la détente et l'écoute de vos explorations intérieures.

Carnet de *Voyage(s)*

Afin de retracer le fil des *Voyages*, observer le chemin parcouru et vous constituer une boîte à outils personnalisée, vous pouvez noter directement sur la page dédiée à la fin de chaque *Voyage* ou dans un carnet personnel, vos ressentis, vos émotions, les exercices qui vous ont été bénéfiques et que vous allez pouvoir mettre en place dans votre quotidien sous forme de "rituels bien-être".

Avant de partir en Voyage(s)...

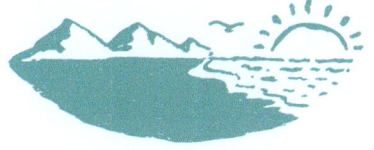

Mes recommandations

Voyager en toute liberté et au gré de vos envies

⇒ Pour chaque *Voyage*, vous avez la liberté de faire tout ou partie des exercices proposés, et de les adapter selon vos capacités physiques et état émotionnel du moment.

⇒ Prenez le temps de prendre connaissance de chaque étape du *Voyage* et d'adapter votre posture avant de vous lancer dans sa pratique.

⇒ Vivez si possible les explorations sans pression, comme un jeu sans enjeux, l'essentiel n'étant pas de faire parfaitement, mais d'écouter vos besoins.

⇒ Si des émotions vous traversent, accueillez-les, ne retenez ni vos larmes, ni vos rires, car ils sont libérateurs!

⇒ Vous pouvez écouter le voyage musical indiqué en position allongée et avec un casque audio de préférence, pour une plus grande immersion dans le son.
Le moment suggéré, avant, pendant ou après la pratique et la posture peuvent être évidemment modifiés selon votre besoin, votre envie, et l'exercice proposé.

⇒ Si le cœur vous en dit, vous pouvez accompagner certaines de vos pratiques avec des musiques douces ou des sons méditatifs de votre choix.

Pour approfondir votre pratique, j'ai ajouté, pour certains *Voyages,* des propositions supplémentaires, comme une prolongation ou variantes de certains exercices qui vous permettront de cheminer encore plus intensément au cœur de vous-même.

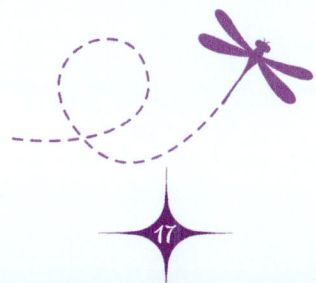

Avant de partir en Voyage(s)...

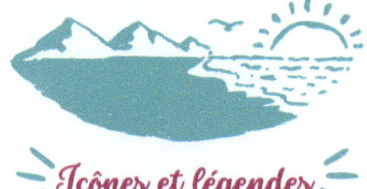

Icônes et légendes

Pour guider vos pratiques, voici les icônes et légendes qui vont jalonner les *Voyages*. Je tiens à rappeler qu'elles sont **indicatives**, et que **vous avez la liberté d'adapter votre posture et exercices à votre guise.**

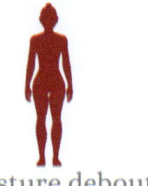 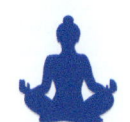 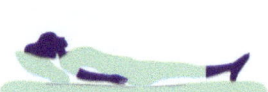 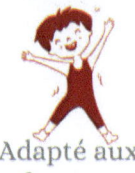

Posture debout — Posture assise coussin de méditation ou sur chaise — Posture allongée support confortable — Adapté aux enfants avec un adulte

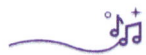   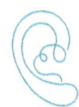

Voyage Musical suggéré — Yeux ouverts — Yeux fermés — Invitation à l'écoute sensorielle

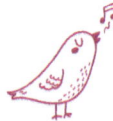 

Invitation à faire des sons ou à chanter — Invitation au mouvement dansé

Beau(x) Voyage(s) au Cœur de Vous-même!

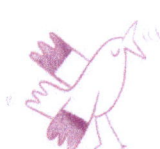
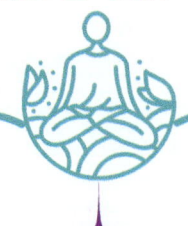

Voyage au Cœur de Soi

Tao

> Je suis né.e pour Naître,
> je suis né.e pour....
> Être...
>
> — Lulla Sauvage

**Lulla Sauvage
Voyage Musical Tao**

Retrouvez tous les Voyages OrganiK
sur Lulla Sauvage | Spotify

Voyage au Cœur de Soi

"Je suis né.e pour Naître, je suis né.e pour... Être..."

1

En théorie
"Le Tao, Vivre est un Art" **(1)**

Le Tao est la « Mère du Monde », le principe qui engendre tout ce qui existe, la force fondamentale qui coule en toutes choses de l'univers **(2)**. Ce premier *Voyage* et le titre "Tao" sont inspirés de cette notion de Création, de l'Être qui naît et prend sa place d'abord dans le ventre de sa maman, puis dans le monde dans lequel il évolue. Il symbolise la naissance, la contemplation de la Nature qui s'éveille, la Vie même qui se déploie et nous invite chaque jour à plonger vers une destination inconnue, où cohabitent parfois incertitudes, fragilités, mais aussi beautés et moments de grâce.

Suggestions
"J'ouvre mon Cœur au Monde" Lulla Sauvage

Vous pouvez aborder ce premier *Voyage* en vous reliant à l'**Espace du Cœur** et à la couleur verte, aux notions de Rondeur, de Douceur, de Bienveillance envers vous-même. Dans la posture de votre choix et avant de débuter votre pratique, écoutez le *Voyage Musical Tao*.

En pratique
"La Présence se manifeste dans le Présent"
Emmanuelle Jaffrelot, Musicorps

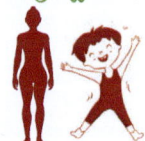

Développer l'écoute

Posez vos mains sur le cœur pour vous connecter à cet **espace d'écoute**. Ensuite, gardez une main sur le cœur et posez l'autre main sur le ventre. Prenez 2 ou 3 minutes pour écouter, vous **centrer sur votre respiration.** Inspirez et expirez par le nez, et accueillez sans jugements, tous vos ressentis. Lâchez les bras, ouvrez vos yeux, et observez, sans juger, votre **qualité de présence.**

(1)-(2) Voir bibliographie et références p 61

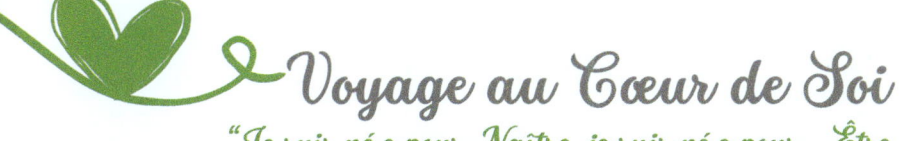

Voyage au Cœur de Soi

"Je suis né.e pour Naître, je suis né.e pour... Être..."

Ancrage

Concentrez-vous cette fois-ci uniquement sur vos pieds. Vous pouvez dessiner mentalement le contour de vos pieds avec une craie de couleur verte ou de la couleur de votre choix. **Inspirez et expirez en vous concentrant sur le contact de vos pieds sur le sol.**
Observez encore une fois, sans juger, votre qualité de présence.

Visualisation et Mouvement

Visualisez devant vous une sphère ou un gros ballon. Dessinez avec une main, dans un mouvement continu, le contour de cette sphère au moins 3 fois en l'accompagnant avec votre souffle.
(inspir par le nez, expir par la bouche)

Prenez maintenant ce ballon imaginaire dans le creux de vos mains. A plusieurs reprises, et en prenant votre temps, lancez-le dans les airs en inspirant par la bouche, rattrapez-le en expirant par la bouche.

Incarner pleinement votre corps
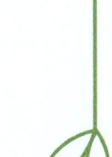
Posez vos mains sur votre ventre et visualisez maintenant ce ballon au creux de votre abdomen.
Sentez votre ventre se gonfler à l'inspir et se dégonfler à l'expir. Accueillez, laissez-vous bercer par ce mouvement naturel de votre abdomen, **sentez l'énergie du souffle qui circule en vous**,
et répétez-vous mentalement
JE SUIS !

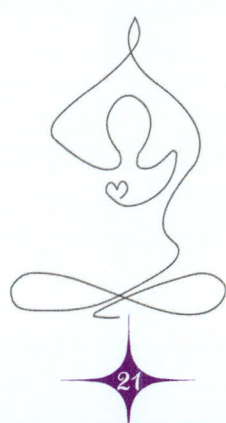

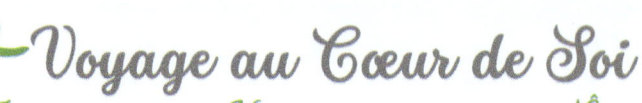 

Voyage au Cœur de Soi
"Je suis né.e pour Naître, je suis né.e pour... Être..."

Du souffle au son
Massez doucement et lentement votre ventre dans le sens des aiguilles d'une montre, au rythme de votre inspir et de votre expir puis bouche fermée laissez naître le son, en fredonnant une sorte de berceuse, un chant connu ou inconnu selon votre aisance.
Laissez-vous aller à ce voyage sonore, **savourez ce massage intérieur et le plaisir que vous procurent les vibrations de votre Voix.**

Accueil
Prenez un instant pour accueillir vos sensations corporelles, vos ressentis. Notez-les, si vous le souhaitez, sur la page dédiée ou dans votre carnet de *Voyage(s)*.

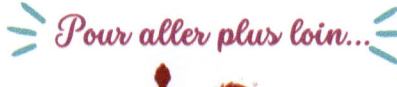

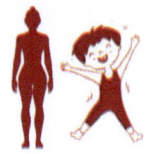

Approfondir le souffle
Prenez le ballon imaginaire dans le creux de vos mains.
Levez ce ballon vers le ciel en inspirant par le nez puis faites redescendre vos bras sur les côtés paumes de mains vers le sol en faisant le son "Ssssssss".
Vous pouvez pratiquer cet exercice minimum 3 fois en essayant de prolonger un peu plus le son "S" à chaque expir. **Veillez toutefois à ce que cela reste fluide et agréable pour vous.**

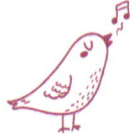

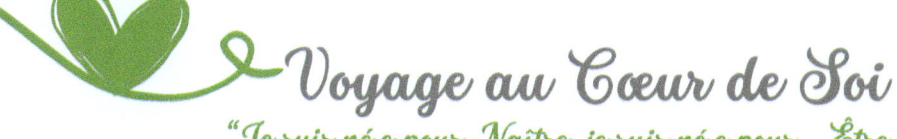

Voyage au Cœur de Soi
"Je suis né.e pour Naître, je suis né.e pour... Être..."

Le jeu sans enjeux

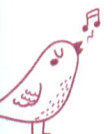

Reprenez maintenant le ballon imaginaire dans le creux de vos mains, puis jouez avec ce ballon très librement, **en accompagnant en conscience, chacun de vos gestes avec le souffle.** Puis du Chant du Souffle, toujours en jouant avec votre ballon dans l'espace, **laissez naître le Chant du Son, en accompagnant chacun de vos gestes avec des sons** (onomatopées, mélodies créés dans l'instant et surtout dans le jeu sans enjeux !).
En binôme adulte/enfant ou en jeu collectif, lancez le ballon à votre/un partenaire de jeu tout en faisant un son. Votre partenaire réceptionne votre ballon en imitant votre son puis vous renvoie le ballon en proposant un autre son et ainsi de suite...

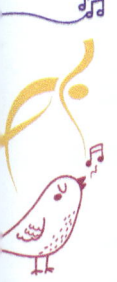

Se laisser porter par la musique
Sur la musique instrumentale "Fly" de Ludovico Einaudi sur YouTube, jouez avec votre ballon puis **laissez aller vos mouvements dans une liberté totale, un esprit de légèreté et de joie.** Enfin, laissez-vous porter par cette musique **en fredonnant, en chantant votre "mélodie du moment présent".**

Accueil
Prenez un instant pour accueillir vos sensations corporelles, vos ressentis. Notez-les, si vous le souhaitez, sur la page dédiée ou dans votre carnet de *Voyage(s)*.

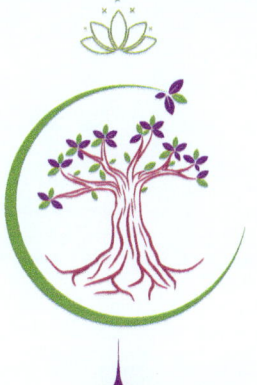

Voyage au Cœur de Soi

"Je suis né.e pour Naître, je suis né.e pour... Être..."

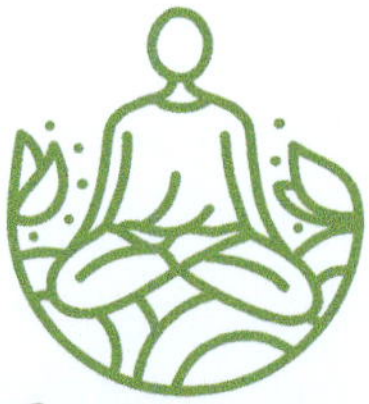

...Ma boîte à outils
Je note ici mes ressentis, mes rituels bien-être

♥ --

♥ --

♥ --

♥ --

♥ --

♥ --

♥ --

Voyage au Cœur de Soi

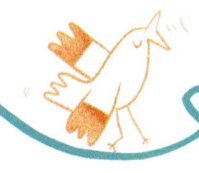

Vayu 🎵

Souffle Invisible,
Virevolte,
Souffle de Vie,
Le Vivant en Mouvement
Liaison entre la Terre et le Ciel
Douce Caresse sur nos peaux en Liesse
Jeu de la Vie
qui Danse, Danse, Danse.

Lulla Sauvage

Lulla Sauvage
Voyage Musical Vayu

Acoustique   Electro

Retrouvez tous les Voyages OrganiK
sur Lulla Sauvage | Spotify

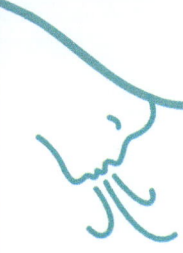

Voyage au Cœur de Soi
"J'écoute le souffle de la Vie"

En théorie
"La vie d'un homme n'est que du souffle qui se rassemble" (Lao Tseu)

En prenant et en gardant le contact avec notre souffle, nous prenons contact avec notre intérieur, afin de mieux nous connaître, mieux comprendre et apprivoiser nos émotions, mieux gérer notre stress.

Le souffle est énergie vitale… la respiration est un pont entre le corps et l'âme. Dans toutes les cultures ancestrales (grecque, indienne, chinoise…) le souffle est au cœur des pratiques, un pilier pour être et rester en bonne santé, pour vivre en accord et en harmonie avec soi-même.

Il est donc possible d'augmenter considérablement notre énergie si nous prenons conscience du fonctionnement de notre respiration grâce, notamment, à l'action du diaphragme (3) et des bienfaits que l'on peut en retirer.

Suggestions

Je vous invite à vivre ce deuxième *Voyage* en position allongée du début à la fin. Il est volontairement plus court car vous pourrez approfondir le travail de la respiration au fil des explorations. Il peut être pratiqué au coucher ou à la sieste, comme un moment de relaxation, de détente pour vous amener, doucement, vers le sommeil ou simplement pour récupérer de l'énergie.

En pratique

"Le chant de la Respiration, c'est la mélodie de la vie. Chaque jour, fermez les yeux, détendez-vous, inspirez profondément, expirez avec toute votre présence, et profitez de cet état d'être" Le Petit oracle des Sons Thomas Piet

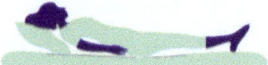

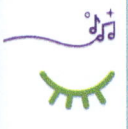

Installez-vous confortablement sur le dos dans votre lit ou sur un tapis de yoga, les bras et les jambes légèrement écartés, paumes de mains vers le ciel.
Pour introduire cette relaxation, vous pouvez écouter le Voyage Musical Vayu, en version acoustique ou électro selon votre envie.

(3) Vidéo sur la respiration diaphragmatique en bibliographie et références p 61

Voyage au Cœur de Soi
"J'écoute le souffle de la Vie"

En pratique

Vos appuis, votre sécurité

Repérez, un à un, tous les points d'appuis de votre corps en contact avec le lit ou le tapis. La tête, les épaules, les bras, le dos, le bassin, les jambes… **Appréciez la qualité de votre présence, cette sensation de pouvoir déposer votre corps et faire confiance à vos appuis.**

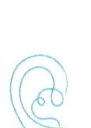

Des sons extérieurs vers l'intérieur

Tout en gardant cette qualité de présence, portez votre attention et votre écoute sur les sons que vous pouvez percevoir à l'extérieur de la pièce, puis à l'intérieur de la pièce.

Le son de l'inspir et de l'expir

Portez maintenant toute votre attention et écoute **sur le son de l'inspir, par le nez, puis le son de l'expir par le nez**. Notez aussi la différence de température de l'air qui entre et sort de votre nez.

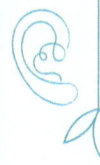

Observer, écouter les espaces de respiration

Enfin, portez votre attention sur le mouvement naturel de votre abdomen. A l'inspir, le ventre qui se gonfle, à l'expir, le ventre qui se dégonfle, votre poitrine qui se soulève légèrement.
A chaque expir, appréciez la détente, le relâchement des muscles, de toutes les petites tensions physiques et émotionnelles.
Accueillez la détente dans tout votre corps.

Après la sieste

Si vous pratiquez cette relaxation pour vous accorder une pause ou avant une sieste, il est souhaitable ensuite de stimuler votre corps et votre esprit avant de reprendre vos activités. Pour cela, vous pouvez bouger vos orteils, vos mains, frotter votre thorax, tapoter légèrement votre ventre juste sous le nombril, l'intérieur de vos bras, de vos jambes, votre crâne, prendre une profonde inspiration. Cela va vous redonner de l'énergie en quelques secondes !

Accueil

Prenez un instant pour accueillir vos sensations corporelles, ressentir les bienfaits de cette petite relaxation et réveil énergétique. Notez-les, si vous le souhaitez, sur la page dédiée ou dans votre carnet de Voyage(s).

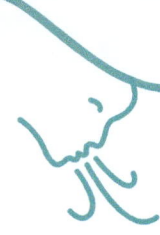

Voyage au Cœur de Soi
"J'écoute le souffle de la Vie"

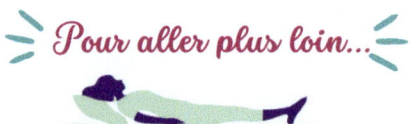

Pour aller plus loin...

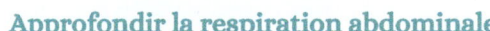

Approfondir la respiration abdominale
Sur un tapis de sol ou dans votre lit, posez un livre assez lourd ou tout simplement vos mains sur votre bas ventre. Soufflez à fond par la bouche puis inspirez par le nez en essayant de lever le livre ou vos mains vers le plafond (veillez à ne pas trop soulever votre poitrine). Répétez plusieurs fois l'exercice puis retrouvez votre respiration naturelle.

Prolonger le souffle
Soufflez à fond par la bouche, inspirez par le nez, puis expirez doucement par la bouche (les lèvres doivent former un "ou" comme si vous vouliez former une colonne d'air au dessus de vous (ou que vous souffliez les bougies d'un gâteau). Répétez plusieurs fois l'exercice en essayant d'allonger la durée de l'expir à chaque fois, puis retrouvez votre respiration naturelle.

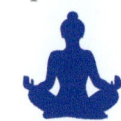

Du souffle au son
Reprenez l'exercice du *Voyage Tao* avec le son "Sssss" p 22 puis remplacez le son "S" par le son "Ou" ou autres voyelles/sons, selon votre envie, besoins, et créativité du moment.
Pour découvrir les bienfaits du chant des voyelles et donner plus de profondeur à votre pratique, rdv en page 53 et 54 !
Accueillez le plaisir des vibrations dans tout votre corps.

Accueil
Prenez un instant pour accueillir vos sensations corporelles, vos ressentis. Notez-les, si vous le souhaitez, sur la page dédiée ou dans votre carnet de *Voyage(s)*.

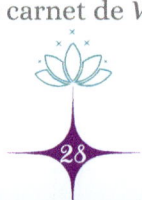

Voyage au Cœur de Soi

"J'écoute le souffle de la Vie"

...Ma boîte à outils

Je note ici mes ressentis, mes rituels bien-être

Cheminer jusqu'au prochain Voyage...

Yatra

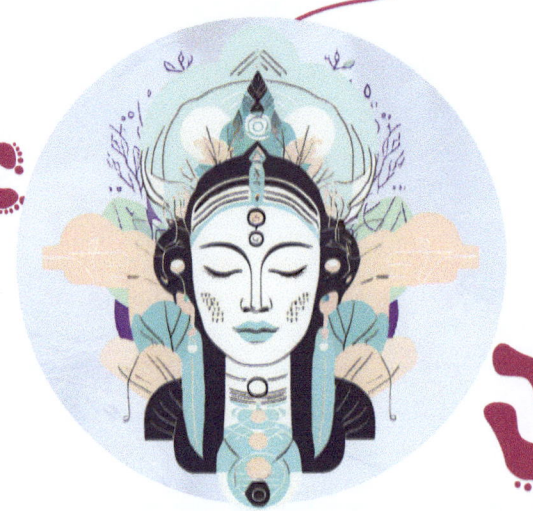

Voyager, c'est sortir de sa zone de confort...
"Yatra" nous invite à nous ouvrir à l'inconnu. Il évoque le voyage intérieur, le cheminement dans les méandres de la vie, comme un voyage dans la jungle, où l'on se perd, mais où la quête de sens nous conduit pas à pas, vers notre destinée.
Le voyage "initiatique" est aussi important que la destination.

Lulla Sauvage
Voyage Musical Yatra

Retrouvez tous les Voyages OrganiK
sur Lulla Sauvage | Spotify

Voyage au Cœur de Soi

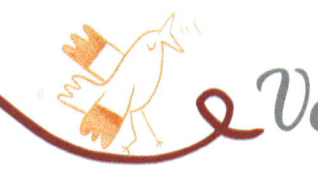

Prithvi ♪♫

*Sous nos pieds,
l'Energie,
Le Tambour battant du
Cœur de la Terre
Rythme nos pas, et nos silences,
Force tranquille et rebelle qui porte
nos Corps et nos Âmes enlacés le
temps d'une Transe.*

Lulla Sauvage

Lulla Sauvage
Voyage Musical Prithvi
Acoustique   Electro

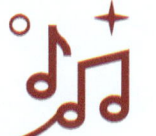  

Retrouvez tous les Voyages OrganiK
sur Lulla Sauvage | Spotify

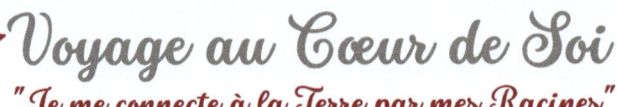

Voyage au Cœur de Soi
"Je me connecte à la Terre par mes Racines"

En théorie
"Le tambour battant du Cœur de la Terre" Lulla Sauvage

En nous reliant à l'énergie de la Terre, nous renforçons notre ancrage, notre présence à nous-même, notre confiance en nous. **En incarnant pleinement notre corps, nous fermons les portes du mental, pour ouvrir les yeux du cœur.** Dans cette esprit, le titre Prithvi évoque la force tranquille de l'arbre, la puissance du rythme, le tambour battant du cœur de la terre qui nous donne de l'élan et nous pousse à nous mettre en mouvement...
Une invitation à la connexion et à la danse, si vous en avez l'élan !
A écouter et à vivre au moment où je vous l'indiquerai et à chaque fois que vous en ressentirez le besoin !

En pratique

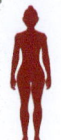

Sentir la Terre sous nos pieds
Dès le lever, comme un rituel quotidien avant de commencer votre journée, prenez un instant pour sentir le contact de vos pieds sur le sol. Vous pouvez effectuer de petites bascules d'avant en arrière, ou sur les côtés et revenir dans votre centre.

Se laisser guider par l'écoute sensorielle
Afin d'apaiser votre mental, vous pouvez également effectuer une marche consciente pieds nus chez vous ou dans la nature.
A chaque pas déroulez votre pied dans le sol depuis les talons jusqu'aux orteils, tout en accompagnant votre marche avec le souffle.
Repérez également la texture sous vos pieds et les sons qui "rythment" vos pas.

Observez, sans juger, votre qualité de présence.

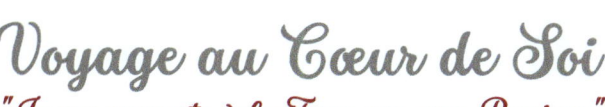 

Voyage au Cœur de Soi
"Je me connecte à la Terre par mes Racines"

En pratique

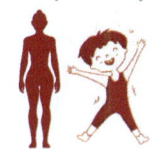

Se connecter à la Terre
Chez vous ou dans la nature, imaginez que vous êtes un arbre. Vos pieds reposent sur le sol, vous pouvez visualiser des racines qui partent du dessous de vos pieds pour aller s'enfoncer profondément au cœur de la Terre.

Puiser et faire circuler l'énergie
Dans cette posture, solidement ancré sur vos jambes, visualisez cette puissante énergie de couleur rouge, qui remonte le long de vos racines jusque dans vos pieds, vos jambes, votre bassin, puis le long de votre colonne vertébrale (votre tronc), jusqu'au sommet de la tête.

Libérer les peurs, Activer la confiance
Levez vos bras en V vers le ciel (vos branches), **visualisez sur votre écran mental le mot CONFIANCE**
Dans cette posture, laissez venir votre souffle, le son et le mouvement du vent qui caresse doucement les feuilles de l'arbre que vous êtes.
Laissez-vous porter et emplir par cette agréable sensation de confiance en vous et de liberté d'Être !

Secouer votre "Arbre Chantant"
Pour poursuivre cette expérience autour de l'image de l'arbre, renforcer votre ancrage et cultiver la joie, je vous invite à écouter le Voyage Musical Prithvi acoustique et à secouer dans un premier temps, au rythme de la musique, votre corps, votre "Arbre Chantant".

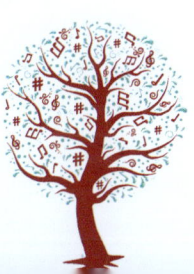

Voyage au Cœur de Soi
"Je me connecte à la Terre par mes Racines"

Pour aller plus loin...

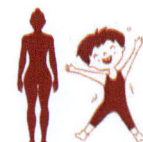

Entrer dans la Danse!

Sur le *Voyage Musical Prithvi* électro, vous pouvez maintenant déambuler, bouger au rythme de la musique. Vous pouvez également, dans l'esprit d'un jeu spontané et joyeux, taper des pieds, faire des percussions corporelles, des sons avec votre voix, comme sur le morceau **Li, li, li, li, li, li, li** !
Accueillez toute cette belle énergie et vibrations qui circulent en vous.

Relaxation, Méditation vocale

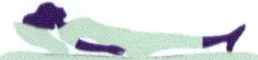

Installez-vous confortablement. Sur la musique et le chant vibratoire "I am Connected" de Beautiful Chorus sur YouTube et comme sur le précédent *Voyage Vayu*, repérez tous vos appuis dans cette posture. Laissez le souffle et la musique vous guider, tranquillement, vers la détente du corps et de l'esprit.

"My roots, reach deeply, I am connected to the Core of me"
-Mes racines, sont profondes, et je suis connecté.e, relié.e à mon Cœur-

Imprégnez-vous du texte et de la mélodie, puis si vous en sentez l'élan, dans la posture de votre choix, fredonnez ou chantez ce mantra en anglais ou en français selon votre préférence/aisance.
Accueillez les belles vibrations de ce mantra. (4)

Accueil

Prenez le temps du "réveil énergétique", de l'accueil de vos ressentis. Notez-les, si vous le souhaitez, sur la page dédiée ou votre carnet de Voyage(s).

(4) Mantra, le pouvoir des mots, bibliographie et références p 61

Voyage au Cœur de Soi
"Je me connecte à la Terre par mes Racines"

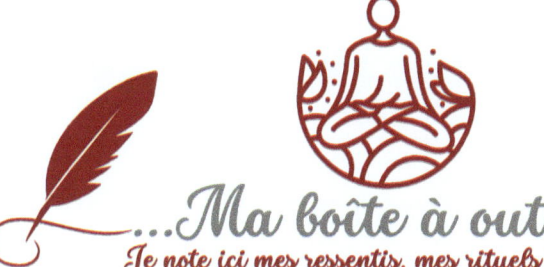

...Ma boîte à outils
Je note ici mes ressentis, mes rituels bien-être

Cheminer jusqu'au prochain Voyage...

Wiptaya

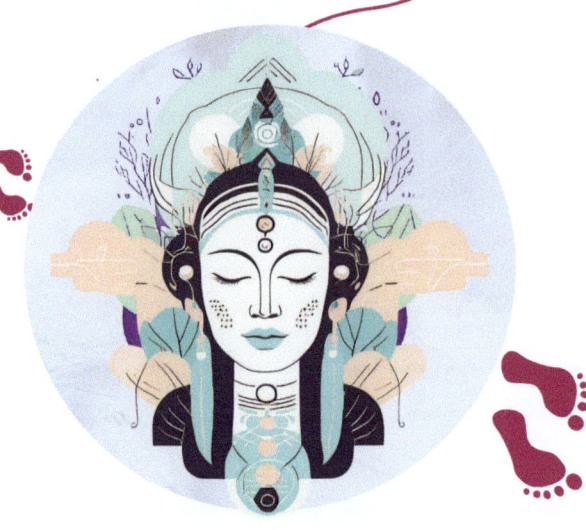

Wiptaya est inspiré du contraste et de la densité des paysages urbains...véritables microcosmes où moments d'agitation alternent avec bulles de respiration...
Des moments hors du temps et suspendus qui invitent à revenir à une certaine lenteur.

**Lulla Sauvage
Voyage Musical Wiptaya**

Retrouvez tous les Voyages OrganiK sur Lulla Sauvage | Spotify

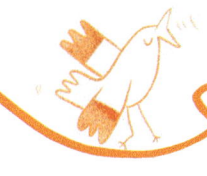

Voyage au Cœur de Soi

Apas

Les Flots, les Mots, le Flow,
L'Existence qui suit son cours
Gouttes à gouttes de
Bonheur,
Chaque heure, chaque minute,
en Présence.
Le Son de l'Eau qui coule dans
nos veines, dans l'Instant !

Lulla Sauvage

Lulla Sauvage
Voyage Musical Apas

Acoustique — Electro

Retrouvez tous les Voyages OrganiK
sur Lulla Sauvage | Spotify

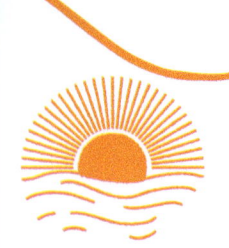

Voyage au Cœur de Soi
"Je me laisse porter par le mouvement de l'eau"

En théorie
Mémoire de l'eau

Notre corps est constitué de 60 à 65% d'eau. Lorsque que nous recevons ou émettons des vibrations par les sons, le chant, des pensées ou mots positifs, cela a le pouvoir de réinformer et (re)structurer harmonieusement nos cellules ! **(5)**

Énergie de l'eau

L'énergie de l'eau nous invite à plonger dans nos profondeurs, dans nos tumultes intérieurs... À accueillir les vagues émotionnelles qui parfois nous malmènent, nous submergent, nous emportent. L'eau symbolise aussi et surtout la vie, le flow et toute cette douceur, cette ondulation, ce mouvement, cette danse si puissante, lorsqu'on se laisse (trans)porter.
Se laisser bercer par les sons de l'eau... goutte, pluie, vague, clapotis... jouer avec l'eau, c'est magique !

En pratique

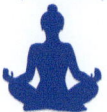

Le Son de l'Eau qui coule dans nos veines... dans l'instant ! Lulla Sauvage

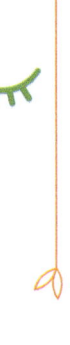

Pour ce quatrième *Voyage,* je vous invite à débuter la pratique en écoutant une ou plusieurs fois le *Voyage Musical Apas* acoustique, comme une méditation sonore.
Observez, sans juger, les sensations que vous procurent les sons et ce "mouvement" de l'eau dans votre corps.

Relâcher les tensions

Frottez vos mains l'une contre l'autre pour activer la chaleur puis déposez tout le poids de votre tête au creux de vos mains, déversez-y toutes vos tensions physiques et émotionnelles, tout ce qui encombre votre mental. Ouvrez vos yeux, égouttez vos mains, tout en poussant des soupirs de soulagement "Hâaaaaaa".
Accueillez cette sensation libératrice !

(5) *Voir bibliographie et références p 61*

Voyage au Cœur de Soi
"Je me laisse porter par le mouvement de l'eau"

En pratique
Massage intuitif
De quoi votre corps a t-il envie, besoin?

Frottez à nouveau vos mains et laissez-les se déplacer et masser de manière intuitive votre visage, votre nuque, vos épaules, vos bras, vos mains et tous les espaces de votre corps qui ont besoin de recevoir votre attention, votre amour.

Accueillez la détente et cette agréable sensation de prendre soin de vous.

En pratique

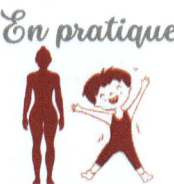

Respiration de la vague

Sur la relaxation sonore en lien ci-dessous, prenez un moment pour respirer au rythme des vagues. Posez-vos mains sur votre ventre, inspirez par le nez et visualisez, alors que votre ventre se gonfle, une vague qui monte. Expirez par la bouche, et alors que votre ventre se dégonfle, visualisez cette vague qui redescend.

Poursuivez cet visualisation et exercice en remplaçant l'expir par le son "Pchhhh". **Laissez-vous envelopper et bercer par cette ondulation, cette "écoute océanique".** Pour rendre cet exercice plus ludique, si vous pratiquez en binôme avec votre enfant, invitez-le à l'expir à appuyer sur son nombril, comme s'il appuyait sur un bouton pour produire le son "Pchhhh".

Accueil

Prenez un instant pour accueillir vos sensations corporelles, vos ressentis. Notez-les, si vous le souhaitez, sur la page dédiée ou dans votre carnet de *Voyage(s)*.

Voyage au Cœur de Soi
"Je me laisse porter par le mouvement de l'eau"

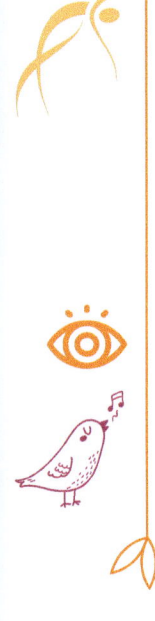

Pour aller plus loin...

Bercement de l'eau

Toujours accompagné(s) de la bande son "vagues" et pour approfondir la détente et le lâcher-prise, imaginez maintenant que vous êtes une algue dans l'océan.

Vos pieds, comme nous l'avons travaillé dans le *Voyage Prithvi* sont bien ancrés dans le sol et ne bougent pas.

Laissez venir le mouvement, le bercement de l'eau dans vos jambes, vos bras, votre buste, votre tête.

En binôme avec votre enfant, vous pouvez guider et accentuer le bercement en posant vos mains sur ses épaules et en donnant de légères impulsions en alternance vers la gauche, puis vers la droite.

Revenez dans votre centre puis

accueillez cette vague de douceur et de détente dans tout votre corps.

Jouer le son l'eau

Seul.e ou avec votre enfant, amusez-vous à "jouer, à bruiter le son de l'eau".

Une goutte qui tombe tout doucement, plusieurs gouttes, une pluie battante qui accélère, la tempête...Puis le retour au calme, à l'apaisement, à ce son unique de la goutte qui tombe.

Appréciez ce calme après la tempête !

Voyage au Cœur de Soi
"Je me laisse porter par le mouvement de l'eau"

Pour aller plus loin...

Chants de l'Eau

Prenez un "objet sonore" hermétique (une petite bouteille par exemple) et remplissez-le à la moitié avec de l'eau.

Amusez-vous à secouer cet objet sonore, doucement, et plus vigoureusement et laissez venir, si vous en avez l'élan, votre mélodie, votre chant du moment présent. **Savourez ce voyage sonore et vocal, le plaisir que vous procurent les vibrations du son de l'eau et de votre Voix.**

Tombé, Tomba, Tombé à l'eau

Gardez votre objet sonore à proximité, et Rdv sur l'un des liens suivants, pour découvrir ce chant africain ludique et joyeux réintérprété en français par la chanteuse Camille.

Seul.e ou en binôme pour un moment plus ludique, et selon votre aisance, avec votre objet sonore "eau" en guise de shaker pour marquer le rythme, chantez avec cœur et légèreté :

**Tombé, tomba, tombé, tomba, tombé tomba, tombé à l'eau (bis)
Tombé dans mes bras, il est tombé dans mes bras,
le jour où on est tombés à l'eau ! (bis)**

Accueil

Prenez un instant pour accueillir vos sensations corporelles, vos ressentis. Notez-les, si vous le souhaitez, sur la page dédiée ou dans votre carnet de *Voyage(s)*.

Voyage au Cœur de Soi
"Je me laisse porter par le mouvement de l'eau"

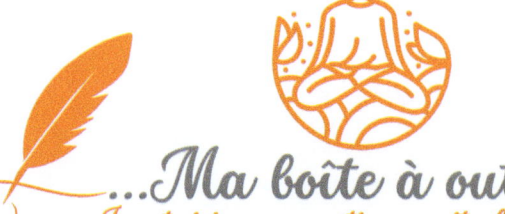

...Ma boîte à outils
Je note ici mes ressentis, mes rituels bien-être

Cheminer jusqu'au prochain Voyage...
Dayeke

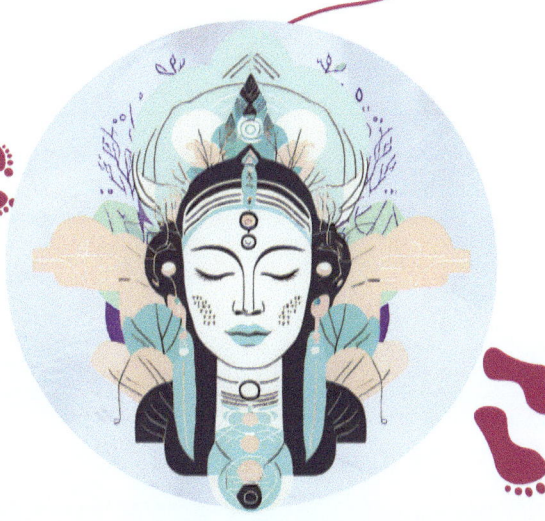

Dayeke est une ode à la joie, à la danse, à la transe et à l'ouverture aux autres. Ce titre nous invite à nous connecter à notre enfant intérieur, nous laisser emporter par un tourbillon d'allégresse, de spontanéité et à cultiver le jeu... sans enjeux...
Jouer avec le Rythme de la Vie.

Lulla Sauvage
Voyage Musical Dayeke

Retrouvez tous les Voyages OrganiK
sur Lulla Sauvage | Spotify

Voyage au Cœur de Soi

Tejas

Au creux de notre Plexus,
rayonne la Flamme Sacrée
Etincelle de vie qui bouscule et qui
nous guide, parfois
Destructrice, Ardente, Purificatrice
Parfois Révélatrice,
Lumière au bout du précipice.

Lulla Sauvage

Lulla Sauvage
Voyage Musical Tejas

Acoustique   Electro

Retrouvez tous les Voyages OrganiK
sur Lulla Sauvage | Spotify

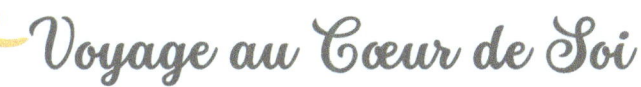

Voyage au Cœur de Soi

"Au creux de mon plexus, rayonne la Flamme Sacrée"

En théorie
Le Plexus Solaire

Situé à quelques centimètres en dessous de la poitrine, au creux de l'estomac et en avant de notre diaphragme, le plexus solaire est un centre nerveux et énergétique. Il est aussi le centre de nos émotions.

Sentir, se relier à notre plexus solaire, physiquement, et avec l'aide de la visualisation, va contribuer à libérer notre diaphragme (6), apaiser nos tensions physiques et (re)trouver un équilibre émotionnel.

Le plexus solaire est associé à la couleur jaune, à ce **soleil intérieur qui nous invite à rayonner la joie et la bonne humeur, à oser, à Être... dans la Vie !**

En pratique

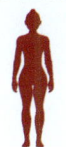

Réveiller le feu, l'étincelle de Vie

En posture debout ou assise, le dos bien droit, prenez un moment pour explorer, sentir, **réveiller la zone de votre plexus solaire.**

Pour cela, placez vos doigts juste au dessous des côtes flottantes, dans le creux de votre estomac (point jaune indiqué dans l'illustration ci-dessous).

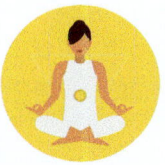

Assouplir le diaphragme

Avec le bout de vos doigts, massez cette zone et plus largement toute la zone de votre plexus, comme si vous la pétrissiez ou souhaitiez l'assouplir. Veillez à masser d'abord en douceur si la zone est tendue, puis petit à petit en appuyant plus fermement selon vos besoins et ressentis.

(6) Voir ou revoir la vidéo sur la respiration diaphragmatique en bibliographie et références p 61

Voyage au Cœur de Soi

"Au creux de mon plexus, rayonne la Flamme Sacrée"

En pratique

Après ce massage, prenez un temps pour accueillir la détente dans cette zone de votre plexus solaire puis replacez le bout de vos doigts juste au dessous des côtes flottantes, dans le creux de votre estomac.

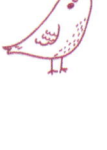

Stimuler le diaphragme

Afin de stimuler et ressentir l'action du diaphragme sur votre souffle et sur l'amplification de votre voix, amusez-vous à faire le son "Pchit" plusieurs fois, sans toutefois vous précipiter, et observez ce qui se passe sous vos doigts.

Ensuite, toujours dans un esprit joyeux et ludique, faites les sons "Psst" puis "Hey ho" sur différentes hauteurs (graves, aiguës), comme si vous vouliez appeler quelqu'un au loin, de plus en plus fort.

Ne forcez pas sur votre voix, laissez faire votre diaphragme!

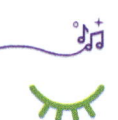
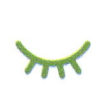

Méditation du plexus solaire

Ecoutez le *Voyage Musical Tejas* acoustique. Posez une main à plat sur votre plexus solaire et l'autre main sur le bas ventre. Inspirez et expirez profondément par le nez, puis observez, dans cette "immobilité", tout ce qui bouge sous vos doigts...et dans tout votre corps.

Visualiser une fleur ou un soleil

Toujours en respirant profondément, visualisez au creux de votre plexus, une fleur jaune qui s'ouvre à l'inspir et qui se referme à l'expir. Si cela vous parle davantage, vous pouvez visualiser un soleil qui brille et rayonne dans toute la zone de votre plexus.

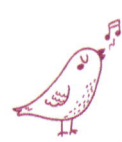

Du souffle au son

Enfin, tout en continuant à être profondément relié.e à votre plexus solaire, faites plusieurs fois le son "O" sur différentes notes en essayant de prolonger davantage le son à chaque fois et **laissez vos vibrations résonner, emplir votre plexus tout entier.**

Accueil

Prenez un instant pour accueillir vos sensations corporelles, vos ressentis. Notez-les, si vous le souhaitez, sur la page dédiée ou dans votre carnet de *Voyage(s)*.

Voyage au Cœur de Soi

"Au creux de mon plexus, rayonne la Flamme Sacrée"

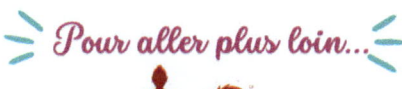
Pour aller plus loin…

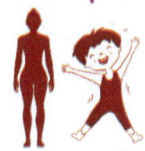

Booster votre immunité, votre énergie, contacter la Joie !

Fermez votre poing et tapoter légèrement votre sternum (au milieu de votre poitrine) afin de stimuler votre thymus, glande endocrine qui permet de booster votre immunité.

Vous pouvez faire cet exercice en ajoutant très librement des sons (voyelles, onomatopées) et puis des rires.

Cette stimulation va non seulement faire travailler votre diaphragme, mais également **stimuler votre plexus, vous redonner du tonus et de la Joie, et encore plus, par rayonnement, lors d'une pratique collective**!

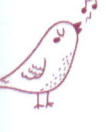

Expérimenter le lâcher-prise

Ecoutez le *Voyage Musical Tejas* électro et bougez progressivement votre corps. Secouez les bras, lâcher la nuque, tout en veillant bien sûr à écouter et respecter vos besoins et limites ! Ensuite, si l'espace où vous vous trouvez est assez grand et selon votre énergie, déambulez, tapez des pieds, soufflez, sautez, faites toute sorte de sons, de cris primitifs.

Activez, libérez le feu sacré qui est en vous !…. Puis revenez au calme, reprenez votre souffle, accueillez… sans juger !

Transformer la tristesse en joie

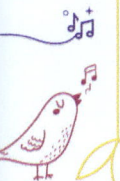

Ecoutez une ou deux fois la chanson "Prière pour être heureux" de Barbara Pravi sur YouTube. Prenez le temps de vous imprégner des paroles.

A la fin du morceau, scandez, chantez le refrain à tue-tête avec elle en dessinant sur vos lèvres votre plus beau sourire.

"Je décide d'être heureux.se et je suis, je suis dans la Joie !"

Accueil

Prenez un instant pour accueillir vos sensations corporelles, vos ressentis. Notez-les, si vous le souhaitez, sur la page dédiée ou dans votre carnet de *Voyage(s)*.

Voyage au Cœur de Soi

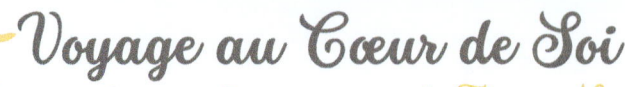

"Au creux de mon plexus, rayonne la Flamme Sacrée"

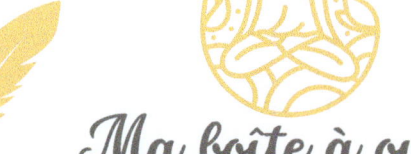

...Ma boîte à outils

Je note ici mes ressentis, mes rituels bien-être

Voyage au Cœur de Soi

Akasha ♪♫

> *Je suis né.e pour Naître,*
> *je suis né.e pour....*
> *Être...*
> *Je Suis,*
> *Je Vibre!*
>
> — *Lulla Sauvage*

Lulla Sauvage
Voyage Musical Akasha

Acoustique   Electro

Retrouvez tous les Voyages OrganiK
sur Lulla Sauvage | Spotify

Voyage au Cœur de Soi

6

"Je suis né.e pour Naître, je suis né.e pour... Être... Je Suis... Je Vibre !"

En théorie
"Tout est Vibration"

Selon l'ouvrage passionnant de François Marie Dru, musicothérapeute, **(7)** **"L'écoute de la musique, le chant et la danse nous permettent de faire circuler les énergies qui stagnent en nous, de les faire vivre, et par là-même, de nous redonner vie. Les vibrations du son contribuent à nous guérir des émotions et de nos traumatismes passés".**

Le *Voyage Musical Akasha,* dont le nom évoque l'élément qui a engendré tous les autres, est sans doute le titre le plus spirituel de l'album. Il nous invite à ouvrir, au travers des sons, du chant intuitif, un **"Espace de Guéri-sons"**... à ressentir, au plus profond de nous-même, l'Amour, l'Harmonie et l'Unité en soi et avec l'Autre, la reliance **à la Terre, au Ciel, au "Grand Tout"** !

En pratique

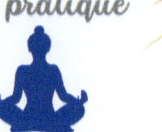

Se relier à la Terre et au Ciel

Sur le *Voyage musical Akasha* acoustique, installez-vous confortablement. Repérez les points d'appuis de votre corps sur le support et connectez vous à votre souffle. Pratiquez, pendant cette méditation sonore, de profonds inspirs et expirs. Commencez par souffler à fond, puis **inspirez "l'énergie de la Terre".** Sentez, visualisez, écoutez ce souffle qui vous traverse depuis votre sacrum et périnée (voir schéma p 54) jusqu'au sommet de votre tête, puis **expirez "jusqu'au Ciel".** Inspirez ensuite **"l'énergie du Ciel"**, puis à l'expir, sentez, visualisez, écoutez ce souffle qui vous traverse depuis le sommet de votre tête jusqu'à votre sacrum-périnée, **jusqu'au "Cœur de la Terre"**. Profitez de cet échange respiratoire et énergétique pour déposer à la Terre, à chaque expir, tout ce qui vous encombre, toutes vos tensions physiques et émotionnelles. **Renouvelez cet exercice aussi longtemps que vous en ressentez le besoin.**

(7) "Tout est Vibration" Voir bibliographie et références p 61

Voyage au Cœur de Soi

"Je suis né.e pour Naître, je suis né.e pour... Être... Je Suis... Je Vibre !"

En pratique
"Je chemine, à mon rythme, vers mon être profond" Lulla Sauvage

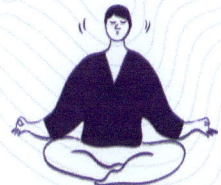

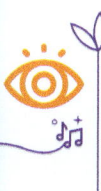

Apaiser le mental
Installez vous en position assise, le dos bien droit, puis sur la musique-vidéo "Kirtan Kriya-Sa Ta Na Ma" de Tera Naam suggérée dans le lien ci-dessous, écoutez puis répétez, dans l'idéal sur une durée minimum de 10 min, le mantra "Sa Ta Na Ma". Cette pratique méditative est connue pour réduire le stress, l'anxiété, l'état dépressif. Elle invite également à la transformation intérieure, à la connexion avec notre "être profond".
Elle peut aussi se pratiquer les yeux fermés, mentalement, en murmurant, ou en chantant avec le mudra (geste) suivant :
« Sa » : vos pouces touchent vos index. « Ta » : vos pouces touchent vos majeurs. « Na » : vos pouces touchent vos annulaires. « Ma » : vos pouces touchent vos auriculaires.

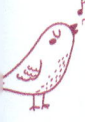

Accueil
Prenez un instant pour accueillir vos sensations corporelles, vos ressentis. Notez-les, si vous le souhaitez, sur la page dédiée ou dans votre carnet de *Voyage(s)*.

Voyage au Cœur de Soi

6

"Je suis né.e pour Naître, je suis né.e pour... Être... Je Suis... Je Vibre !"

Pour aller plus loin...

En pratique

"Nous sommes des notes dans le concert de l'existence, alors si nous ne jouons pas nous-mêmes, qui le fera ?" Mozart in the Jungle

Se chanter, se...Vibrer!

Sur la musique instrumentale "Relaxing Hang Drum" Just Fly d'Alex Dav sur YouTube, en déambulation ou sur place, laissez-vous dans un premier temps bercer, balancer, transporter par le rythme et la mélodie.
Ouvrez ensuite le "chant des possibles", osez sortir de votre bulle, explorez le champ infini de votre voix, en chantant des voyelles (rappel pratiques pages 53 et 54), des "la, la, la", puis une langue imaginaire, intuitive, connectée à votre vibration profonde, originelle.

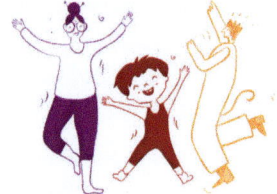

Célébrer l'Amour, la Vie !

Sur le Voyage Musical Akasha électro, posez vos mains sur votre cœur, et ouvrez très lentement vos bras , ouvrez grand l'espace de votre cœur tout en dessinant sur vos lèvres un large sourire. Ensuite, laissez-vous porter, bercer par le rythme, laissez-vous danser librement en tapant des pieds et des mains. A la fin du morceau, je vous invite, comme le font les enfants, **à chanter, à répéter joyeusement avec moi les onomatopées.**
Da di da da dem, da da da di da da dem !

Accueil

Prenez un instant pour accueillir vos sensations corporelles, vos ressentis. Notez-les, si vous le souhaitez, sur la page dédiée ou dans votre carnet de *Voyage(s)*.

Voyage au Cœur de Soi

"Je suis né.e pour Naître, je suis né.e pour... Être... Je Suis... Je Vibre !"

Le Chant des Voyelles

"Écouter les voyelles qui chantent en soi, c'est écouter sa propre musique, devenir musicien de soi-même et extraire de soi toutes les nuances de sa propre expression"
Jacques Bonhomme

Mes recommandations

Voici quelques conseils pour guider votre pratique du chant des voyelles. Ils sont inspirés et nourris par mes différentes formations et pratiques personnelles autour du yoga de la voix et du chant intuitif. Je précise, comme dans mes recommandations en page 17, qu'ils sont indicatifs. **L'objectif est essentiellement, au travers de votre écoute, d'explorer, trouver des chemins qui vous guideront vers vos propres vibrations et "résonances originelles"...** Ces vibrations qui vont vous libérer, ouvrir des espaces de guéri-sons, nourrir votre créativité et votre potentiel intuitif.

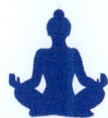

Posture et *Voyages* intérieurs

Pour une pratique méditative et consciente, installez vous de préférence en position assise sur un coussin ou sur chaise, le dos bien droit et les yeux fermés. **Relâchez bien votre mâchoire inférieure, massez votre visage, détendez-vous, laissez-vous "bailler" pour que le son puisse voyager librement dans tout votre corps**. Pour des pratiques d'explorations favorisant le lâcher-prise, privilégiez le jeu, la musique, les rythmes, la liberté de mouvement, qui ouvriront d'autres horizons, d'autres chemins, d'autres sources de créativité !

Intention

L'énergie va là où l'attention se porte ! **Pratiquez en conscience, en vous reliant à votre souffle, à votre fabuleux Corps-Instrument, à votre Cœur**. Pour cela, n'hésitez pas à écouter, ressentir les vibrations en plaçant vos mains sur différents endroits de votre corps (thorax, gorge, visage...), et à marquer des temps de silence pour accueillir et libérer au besoin, les émotions qui vous traversent.

Voyage au Cœur de Soi ⬤ 6

"Je suis né.e pour Naître, je suis né.e pour... Être... Je Suis... Je Vibre !"

Le Chant des Voyelles

"La pratique des Sons-Sources est un accélérateur de perception des énergies de la Nature, de l'éveil des cinq sens. Ces sons permettent l'activation des 5 éléments et leur mise en mouvement" — Véronique et Denis Fargeot

CIEL

I

Tout le Corps
Connexion Terre-Ciel
Verticalité, Lumière,
Force de Vie

Gorge
Expression de soi,
Libération de l'énergie

É

Cœur
Ouverture,
Rayonnement
Amour

A

Ventre, Plexus
Enfant intérieur,
Rondeur, Cocon

O

OU

Périnée, Bassin
Incarnation, Racines, Profondeur, Ancrage

TERRE

Voyage au Cœur de Soi — 6

"Je suis né.e pour Naître, je suis né.e pour... Être... Je Suis... Je Vibre !"

...Ma boîte à outils

Je note ici mes ressentis, mes rituels bien-être

♥ ------------------------------

♥ ------------------------------

♥ ------------------------------

♥ ------------------------------

♥ ------------------------------

♥ ------------------------------

♥ ------------------------------

Voyager au Coeur des étoiles
-Vers l'infini et au delà de nos limites-

CosmiK

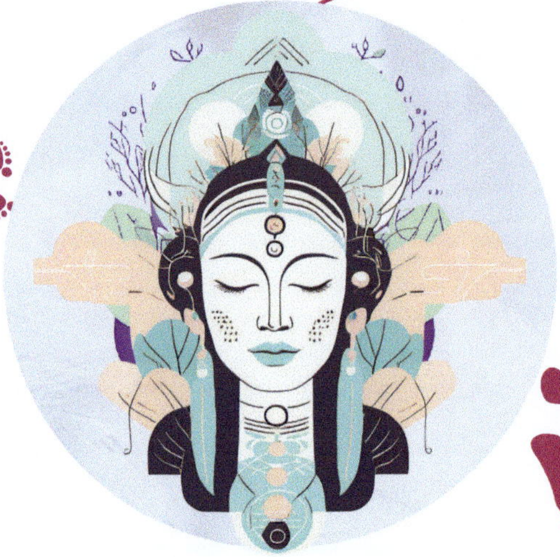

"Au delà des murs vibrent les mille et une étoiles, dans la danse de l'indicible" Marie Ragnaud

J'ai composé ce titre en explorant ce drôle d'instrument vibratoire qu'est le "Cosmic Bow"...Grâce aussi à Marie Ragnaud, qui un jour, avant de rejoindre les étoiles, m'a offert en cadeau cette phrase poétique et si inspirante. "CosmiK" est un hommage vibrant aux êtres chers à nos cœurs, à nos étoiles qui, malgré leurs absences, continuent d'illuminer notre ciel. C'est aussi une ode à nous-mêmes, qui nous invite à rayonner, à briller, comme une étoile...parmi les étoiles.

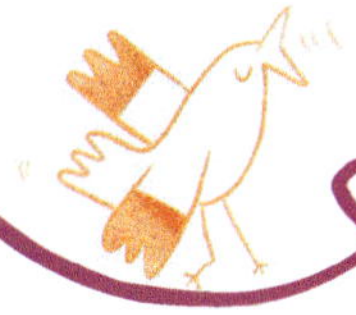

Voyage au Cœur de Soi

CosmiK ♪♫

"Je suis une Etoile....
parmi les....
Etoiles"

Lulla Sauvage

**Lulla Sauvage
Voyage Musical CosmiK**

Retrouvez tous les Voyages OrganiK
sur Lulla Sauvage | Spotify

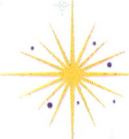
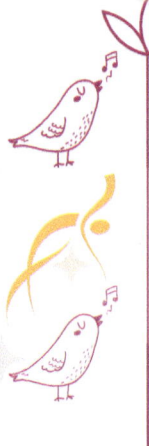

Voyage au Cœur de Soi
"Je suis une étoile, parmi les étoiles"

En pratique
Reconnaitre et Exprimer vos qualités

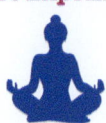

Listez vos qualités, et rien que vos qualités d'Être (au moins 3).
Prononcez les à haute voix ou mentalement et associez un geste pour chaque qualité.
Associez maintenant aussi pour chaque geste, un son qui selon vous, illustre chaque qualité.
Voyelles, onomatopées, tout est permis!

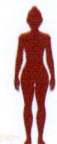

Vibrer votre danse

Ecoutez le *Voyage CosmiK* et laissez-vous porter. Dansez, Vibrez votre danse, honorez l'étoile que vous êtes en reprenant si vous le souhaitez, les gestes que vous avez associé à chacune de vos qualités ou en mouvements dansés libre.

A la fin de la musique, comme au premier *Voyage Tao*, reliez vous à l'espace de votre Cœur. Posez vos mains sur votre poitrine.
Prenez le temps d'inspirer et d'expirer tranquillement.
Prononcez mentalement ou à haute voix
Je Suis, Je Vibre!

Remerciez-vous d'avoir osé la grande aventure de ces *Voyages Intérieurs*.
et accueillez ces belles vibrations dans tout votre Être.
Merci d'avoir Voyagé avec Moi !

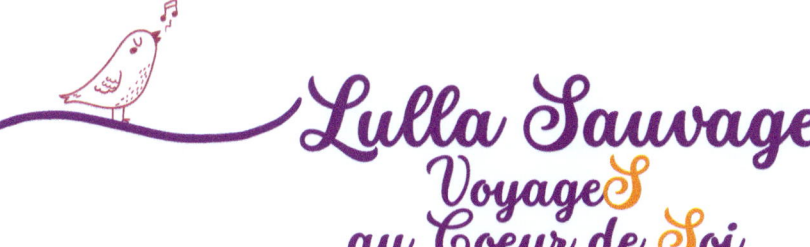

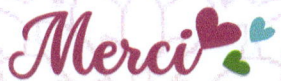

Voyageurs et Voyageuses,
d'avoir investi dans ce guide et d'avoir investi en vous-même !

Ma tribu d'Amour
Baptiste, Nell, Sann , ma famille, mes étoiles, mes ami·es
pour votre amour et soutien.

Voyageurs et Voyageuses,
des ateliers chant bien-être, concerts et formations pour votre confiance et témoignages touchants depuis toutes ces années.

Enseignant.es du Cœur,
Emmanuelle Jaffrelot-©Musicorps, Nicole Parsy-Ateliers Ouvrir la Voix, Imanou Risselard et Pol Charoy-Chant du Souffle-©Wutao pour vos précieux enseignements, et à toutes celles et ceux qui m'ont transmis avec passion et bienveillance, leur amour du chant, de la musique, de la danse, du Vivant...

Co-créateurs et partenaires,
Olivier Veaux-Dj Spok pour la co-création artistique sur les Voyages OrganiK électro, David et Franck Potvin-Dome Studio/ Trepan Records pour l'enregistrement et diffusion des Voyages OrganiK, et tous mes partenaires de projets et structures sans qui je ne pourrais déployer tout ce qui me tient à cœur.

Explorateur·rices en herbe,
Mia, Rose, Marin, Nell, Sann pour vos chants sur le titre Akasha.

Lulla Sauvage
VoyageS au Coeur de Soi

Merci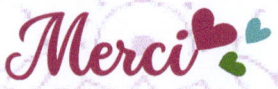

Collaboratrices,
Audrey Deniaud-Mes Mots pour Mémo-pour ton écoute,
tes précieux conseils, et la magnifique préface de cet ouvrage.
Kenza Wahidi pour cette chronique musicale sensible et touchante sur
mon univers artistique.

Lectrices,
Stéphanie Augusseau-L'Ourse Bleue,
Jackie Hoareau- Librairie Chrysalide,
Isabelle Dardennes, Stéphanie Gauthier, Stéphanie Remacle, Julie Pivan
pour vos relectures, tests, suggestions et encouragements.

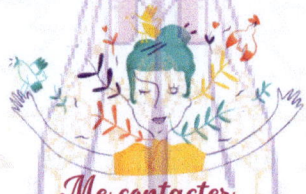

Me contacter
Virginie Brébion Renard/ lullasauvage@gmail.com

Votre soutien est précieux ! N'hésitez pas à me partager vos témoignages, à recommander ce guide, à me suivre sur les réseaux sociaux, à me contacter pour toute demande de concert-voyage musical, atelier ou formation !

Musique, vidéos, site, témoignages, agenda :
linktr.ee/lullasauvage

Lulla Sauvage
Ecriture, Musique, Conception graphique
© Tous droits réservés

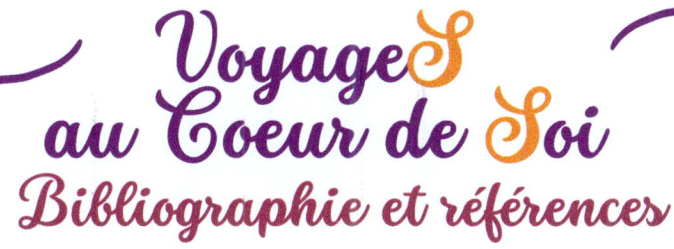

Voyages au Coeur de Soi
Bibliographie et références

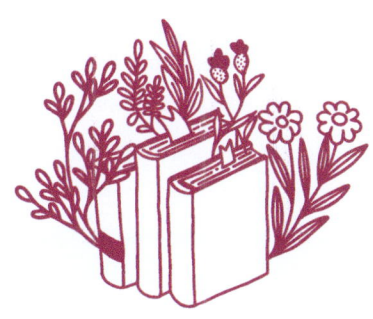

Références, liens et vidéos

(1) Philosophie Magazine [réf. du 29 août 2012] publié par Alexis Lavis

(2) Wikipédia, Gerhard J. Bellinger, Encyclopédie des religions, Librairie Générale Française, 2000

(3) et **(6)** La respiration diaphragmatique
Ecole française de sophrologie de Montpellier (chaine YouTube)

(4) Site Yogom
https://www.yogom.fr/mantra-et-yoga-le-pouvoir-des-mots/

(5) Masaru Emoto, Le Pouvoir Guérisseur de l'Eau, Le Miracle de l'Eau, Guy Trédaniel, 2005 et 2008.

(7) François-Marie Dru, "Tout est Vibration", Leduc Eso, 2021.

VoyageS au Coeur de Soi
Bibliographie et références

Références musicales à retrouver sur YouTube et autres réseaux sociaux

Voyage 1 -Ludovico Einaudi - Fly

Voyage 3 -Beautiful Chorus-I am Connected

Voyage 5 -Bande son vagues

Voyage 5 -Camille-Tombé tomba réadaptation d'un canon sud africain

Voyage 6 -Barbara Pravi-Prière pour être heureux

Ouvrages et sources d'inspiration sur le Corps et la Voix

Jacques Bonhomme "La Voix énergie. Instrument de nos émotions" Dangles, 1999.

Jacques Choque "L'expression corporelle", La Traverse, 2005.

Louis Jacques Rondeleux "Trouver sa Voix", Seuil, 2004.

Véronique et Denis Fargeot "La pratique du Yoga du Son", Le courrier du livre, 2015.